PROMENADE

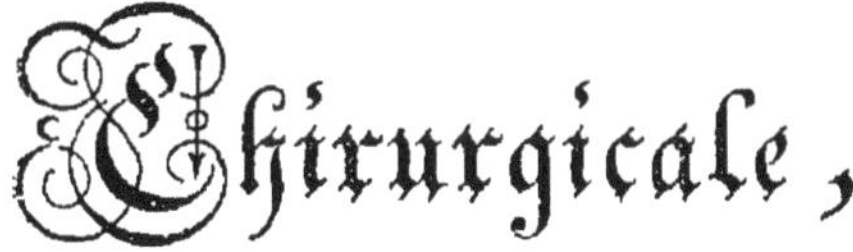

Chirurgicale,

A

LAUSANNE.

NANTUA. — AUGUSTE ARÊNE. IMPRIMEUR.

PROMENADE

CHIRURGICALE,

A

LAUSANNE,

PAR

Le Docteur Munaret.

Futuris dant exempla fidem.

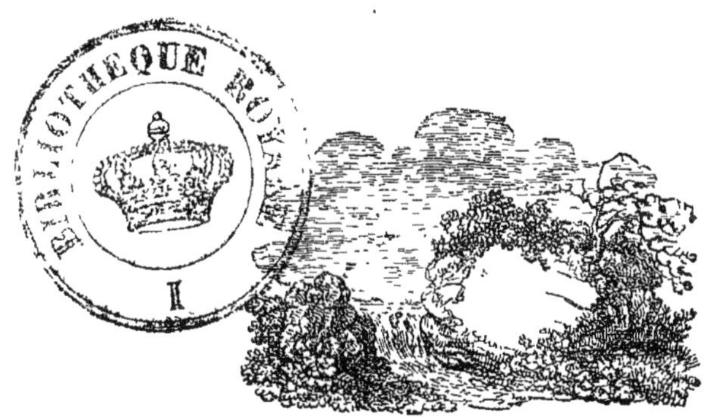

PARIS,

DEVILLE--CAVELLIN, LIBRAIRE--EDITEUR,

RUE DE L'ÉCOLE DE MÉDECINE, 10.

—

1837.

A mon Ami,

LE DOCTEUR AMÉDÉE BONNET,

CHIRURGIEN EN CHEF *(désigné)*

de

L'Hôtel-Dieu de Lyon.

Il y a quatre mois environ, que je fis l'incursion
suisse que je publie aujourd'hui. — Je dois motiver
ce retard à mes lecteurs.

Mon manuscrit fut adressé, dans son temps, à
la *Gazette médicale de Paris* (qui reçoit mes articles), pour donner aux détails scientifiques de ma
relation la publicité spéciale qu'ils méritaient. —
Mais, par sa nature, mon article fut destiné au feuilleton et malencontreusement pour lui, le feuilleton d'un
Journal en vogue est, comme le cabinet d'un minis-
tre en faveur, trop étroit pour la foule qui se presse
pour y pénétrer. — C'est ainsi que mon manuscrit,
timide provincial qu'il était, fut forcé de faire anti-
chambre, dans les cartons du rédacteur de la

Gazette médicale, car de nombreux articles lui avaient revendiqué en toute justice, la double préséance du mérite et de la localité ; je citerai, par exemple, une série de miscellanées charmantes du docteur Reveillé-Parise.

Quoiqu'il en soit, je ne pouvais attendre davantage l'insertion de mon voyage, sans risquer son mérite, celui de l'à-propos ; je l'ai réclamé plusieurs fois, et voilà qu'enfin, il me revient avec cette lettre consolatrice de M. le rédacteur en chef.

« Mon cher et honoré confrère,

» Je comptais faire usage de votre *Voyage chirurgical*,
» mais son étendue m'ayant fait différer son insertion ;
» jusqu'à ce qu'une place suffisante se présentât, j'ai tou-
» jours attendu pour vous le renvoyer. Aujourd'hui que
» M. Mayor m'a adressé, lui-même, communication de
» quelques-uns des faits que vous relatiez dans votre article,
» il aurait moins d'intérêt. —D'après ces différents motifs,
» je vous renvoie enfin votre article, en vous témoignant
» mon désir d'avoir bientôt quelque autre chose de vous,
» qui dédommagera les lecteurs de la *Gazette médicale*.

» Agréez, etc.

» Jules GUÉRIN. »

J'imprime donc mon *Voyage*, avec l'intention de communiquer à ceux de mes confrères qui ne lisent pas la *Gazette médicale*, l'instruction que j'ai empruntée à la pratique, et aux entretiens de M. Mayor, de Lausanne, car c'est à la médecine surtout, que cette maxime de Voltaire est applicable :

« C'est n'être bon à rien, que n'être bon qu'à soi. »

P. S. Je viens de lire, en effet, dans le N.º 46 de la *Gazette médicale*, un Mémoire de M. Mayor, relatif au traitement des luxations spontanées et des inclinaisons latérales du bassin, par la planchette *bifémoro-tibiale*. C'est une explication judicieusement raisonnée de quatre observations de ces mêmes affections, recueillies pendant mon séjour à Lausanne, et mentionnées dans ma relation.

Je remercie M. Mayor, de ce qu'il a bien voulu rendre justice, dans son Mémoire, au zèle que j'ai employé jusqu'à ce jour, pour naturaliser en France, l'une des plus belles conquêtes de la chirurgie, au 19.ᵉ siècle. --- Et, à ce propos, je citerai, parmi les dernières guérisons que je dois à l'hyponarthécie tracléenne, la suivante :

Septembre 1836.

Au hameau, dit la *Maladière*, à une lieue environ de ma résidence, l'un des enfants de M. Pillet, tomba et se cassa le péroné de la jambe gauche, à son tiers inférieur. —C'était une petite fille, âgée de quatre ans, d'un caractère indocile et turbulent. —Pour cette fois, M. Pillet n'appela pas le *rhabilleur*, car il savait qu'une dame du voisinage, guérie d'une fracture du même membre, avait pu, durant tout mon traitement, se faire transporter dans sa cuisine et chez ses voisins, s'asseoir, se remuer librement dans son lit, à droite ou à gauche. — La crainte que lui inspira le caractère de son enfant, le fit recourir à un traitement qui pourrait s'en accommoder. En effet, depuis la réduction jusqu'à la consolidation de la fracture, son enfant folâtra dans son lit et se fit promener, au gré de ses caprices, d'une chambre à une autre. — Aujourd'hui, il court comme devant, et les voisins qui l'ont observé, avant, pendant et après, conviennent que *ma méthode est commode, puisqu'elle permet de bouger, tandis que le* rhabilleur *aurait martyrisé cette pauvre petite, pour ne pas mieux la guérir.*

Interdùm vulgus rectum videt.

Châtillon-de-Michaille, 15 novembre 1836.

devant, et les voisins qui l'ont observé, avant,
pendant et après, confirment que une méthode si
commode, par quelle perner, de bon yer, tardis que
le rhabilleur-aucut aus faried cette pauvre petite,
pour ne pes anteaur la guerir.

Interdun culpa recleum idot

Clutillon-de-Mazelie, 19 novembre 155.

PROMENADE

CHIRURGICALE,

A

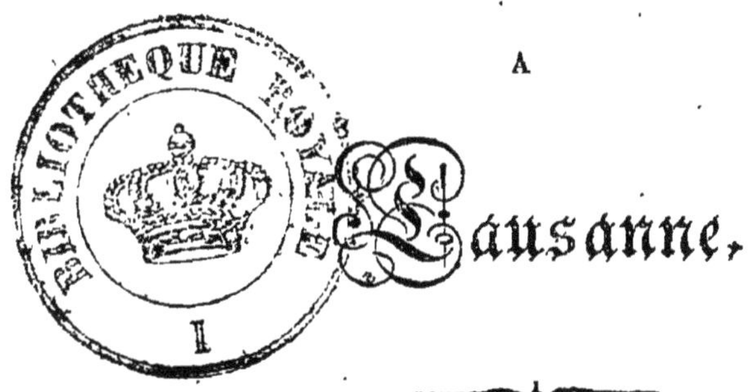

Lausanne.

———+———

L'utilité des voyages, pour la médecine, est incontestable, et notre père Hippocrate, nous en donna la preuve aphoristique, quand il visitait les peuples en modeste piéton. Tous les médecins de l'ancienne Grèce l'imitèrent. Nos confrères anglais voyagent, et j'aime à croire que c'est plutôt pour s'instruire que pour économiser. Après eux, je mentionnerai ceux d'Allemagne, de la Suisse et surtout de Genève. Nul doute pour moi, que ce mode complémentaire de l'éducation médicale, n'ait contribué à doter cette cité progressive, de médecins dignes d'elle, par leur érudition et par leur double talent d'écrire et d'observer. Mais, en France, depuis Morand, faisant visite à Chéselden, pour apprécier son nouveau procédé, pour extraire les calculs de la vessie; depuis les voyages à Londres, des Chopart, des Valentin, des professeurs Béclard, Roux et Delpech, je n'ai guère à ma connaissance, que celui de M. le professeur Roux en Suisse et en Italie, de M. Baumès en Angleterre; celui de M. Requin à Naples et la promenade algérienne de M. Pointe, de Lyon. — D'où vient notre apathie pour les voyages, pour cet inépuisable Pactole d'instruction et de plaisir ? Que faudrait-il dire et faire, pour nous en guérir ? Autant de graves questions, qui me retiendraient dans mon cabinet, pour y répondre, et qui me feraient oublier l'heure à laquelle passe la diligence qui doit d'abord me transporter à Genève, et là, me confier à un bateau à vapeur, jusqu'à Lausanne.

De Châtillon-de-Michaille, à cette dernière ville, il y a vingt lieues environ; mais qu'elles sont courtes ces lieues, en traversant pendant la belle saison le verdoyant pays de Gex, Genève et sa campagne; en voguant sur le plus beau lac de l'Europe méridionale. Combien, me disais-je, durant ce trajet agréable, doit être salutaire l'influence du voyage pour le valétudinaire, l'hypocondriaque et celui dont le *cœur est blessé*.... (J'en demande pardon à M. de Balzac). Une promenade autour du Léman, par exemple, ne serait-elle pas quelquefois, aussi emménagogue que les ci-devant boules de mars et le sous-carbonate de fer qui leur a succédé?

Je donnai audience à toutes ces réflexions de circonstance, quand je vis sourdre au loin le clocher, brodé à jour, de l'ex-cathédrale de Lausanne. Un quart-d'heure après, notre bateau relâcha au joli port d'Ouchi. Ainsi, dans le court espace de cinq heures, j'avais vu défiler, comme sur les verres mobiles d'une lanterne magique, les *villa* genevoises, blanches et coquettes Galathées, qui se cachent à moitié dans des massifs de verdure; puis Versoix, Copet, Nion, Rolles, Morges, autant de sémillantes petites villes, qui semblent se pencher sur le miroir lémanien, pour s'y mirer à leur aise.

Arrivé à Lausanne, je surpris M. Mayor au milieu de ses appareils. Il paraît, lui dis-je, en le voyant diriger une couturière qui cousait des muscles en calicot et habillait du fil de fer, pour en faire des nerfs et des artères, que vous avez chargé cette jeune fille de répondre avec ses doigts, à la critique de votre dernier ouvrage? (1) En effet, ces nouvelles préparations anatomiques paraissent le préoccuper nuit et jour, et dans ses incursions mêmes, il serait permis de dire, que le.

« Fil de fer monte en croupe et galoppe avec lui. »

J'ai attentivement examiné plusieurs de ces préparations, entr'autres, le bras et l'avant bras d'un squelette, garnis de leurs vaisseaux, nerfs et muscles, les plus essentiels à connaître ; un bassin naturel, également préparé ; un squelette d'enfant, dont la tête était recouverte d'une mousseline , sur laquelle l'artiste avait indiqué les muscles superficiels, à l'aide de quelques lignes rouges. D'après cet examen, je prévois (ce que déjà j'avais prévu), que ces préparations anatomiques ne pourront jamais être *nature*, comme celles en cire, de Paris et de Florence. Si, par leur solidité, elles sont accessibles au tact comme à la vue et d'un transport facile ; si elles offrent tous les détails anatomiques d'un organe, indépendants et superposés, pour favoriser l'étude de leurs rapports ; je retrouve tous ces avantages encore plus caractérisés dans les dessins mobiles d'Achille Comte.

Pendant que M. Mayor expliquait à sa couturière la planche anatomique, qui lui servait de carte routière, en son absence ; je pris congé de mon hôte , pour visiter Lausanne. Cette ville m'a plu, avec ses rues qui montent et qui descendent, avec

ses précipices taillés en escaliers, avec ses maisons,
qui semblent folâtrer, en se grouppant les unes sur
les autres, avec son panorama magnifique et ses
alentours si ombreux, si pittoresques par les seuls
accidents du terrain. Ce doit être un séjour salubre
autant qu'agréable, à cause de la pente des rues,
qui favorise l'entretien de leur propreté, à cause
de ses nombreuses et claires fontaines, à cause
de son heureuse exposition, surtout.

Avant de parler des établissements qui doivent
spécialement fixer l'attention du médecin, je
recommande à l'admiration des étrangers, la cathé-
drale qui domine majestueusement cette ville. C'est
un des remarquables morceaux de l'architecture
gothique, que le temps a respecté : imposante et
hardie, comme Ste Cécile d'Albi, je puis com-
parer le gracieux de certains détails, portiques,
statues, colonnettes, rinceaux, à notre mignarde
église de Brou.

De la bibliothèque, je n'ai pu connaître que le
local, grande salle, modernement boisée, dont une
tribune et des bancs me firent deviner la multiple
destination. — Le musée, placé sous le même toit,
m'offrit des collections seulement commencées de
plusieurs règnes; celle des minéraux, que la ville
de Lausanne doit à la munificence de l'Empereur
de Russie, est la plus intéressante.

L'hôtel-de-ville, l'ancien évêché, le collège académique, présentent moins une physionomie individuelle, que les bancs d'une promenade de Lausanne, sur lesquels, dit-on, était écrit: «*Bancs pour s'asseoir.*» Mais en revanche, le casino et le cercle littéraire sont à visiter.

Pour 15,000 habitants, Lausanne possède 12 médecins et 4 pharmaciens. Ce serait 1,025 clients pour un médecin, si le partage utopique du père Enfantin pouvait s'effectuer. Mais hélas! en Suisse comme en France,

De Paris au Pérou, du Japon jusqu'à Rome,

L'aristocratie du mérite et les roueries du charlatanisme se partagent les malades, comme le lion de la fable. Le nombre des pharmaciens est limité; c'est une sage mesure, pour prévenir une concurrence, qui, sans diminuer le prix des médicaments, sollicite des falsifications, d'autant plus dangereuses, qu'elles sont difficiles à reconnaître.

Le Canton de Vaud, dont Lausanne est la ville principale, a institué un Conseil de santé, chargé de surveiller l'hygiène publique, d'exercer la police médicale et de faire subir à tous les médecins qui veulent exercer, sur son territoire, des épreuves publiques de leur capacité. Ces épreuves consistent en quatre examens cliniques et théoriques, et en une opération pratiquée sur le cadavre. Le désappointement de plusieurs jeunes Esculapes de Montpellier, voir même de Paris, prouve la sévérité de ces épreuves. Avis à nos Facultés qui *doctorisent* si bénévolement. Avis surtout à nos déplorables jurys médicaux. . . . .

Il y a aussi, dans ce Canton, une société médicale qui se réunit aux époques déterminées par son règlement, à Lausanne, sous la présidence de M. Mayor. J'ai assisté à deux séances de cette réunion et l'intérêt des communications qui furent faites, mérite que j'en parle ; ce fut une bonne fortune pour mon voyage.

A l'occasion du cowpox de Passy, plusieurs membres déclarèrent l'avoir également et bien antérieurement rencontré, en divers endroits de la Suisse ; mais les propriétaires de bestiaux s'opposèrent à toutes les expériences que nécessitait son inoculation. Sur une proposition du docteur Muret, de Morges, la société médicale doit prochainement soumettre au Conseil d'État le projet de plusieurs primes, à titre d'encouragement et de dédommagement, pour obtenir des vaches, porteuses de cowpox, qui permettraient de renouveler le vaccin, d'une année à une autre. — C'est au Danemarck, je crois, que l'humanité doit cette prévoyante institution.

2

M. le docteur Mayor, de Genève, l'une des som-
mités chirurgicales de sa ville, à juste titre, rap-
porta dix observations et communiqua autant de
pièces anatomiques, à l'appui du précepte *qu'il faut
extraire, détacher le séquestre le plutôt possible,
dans tous les cas de nécrose invaginée.* — Cette
conduite trop exclusive, qui n'obtint pas l'appro-
bation de M. le professeur Roux en 1824, ne la
mérite pas plus en 1836, à cause des accidents con-
sécutifs à l'opération, tels que l'inflammation des
veines du tissu osseux, à laquelle peuvent plus
facilement succomber des sujets épuisés déjà par
la chronicité du mal ou l'abondance de la suppuration. — Du reste, M. Mayor, en se servant de
la gouge, ne paraît pas connaître encore l'ins-
trument bien préférable dont se servait Dupuytren,
pour briser le séquestre, sans violente secousse et
favoriser ainsi son expulsion.

Dans la seconde séance, M. Muret proposa l'as-
piration par l'intermédiaire d'un tuyau de plume,
d'un tube flexible en peau ou en caoutchouc, pour
extraire les corps étrangers, qui s'engagent dans
les fosses nasales, dans les oreilles, dans le
canal de l'urètre, etc. Ce procédé est ingénieux,
il doit réussir dans la plupart de ces petits accidents en apparence et qui se terminent quelque
fois d'une manière grave, chez les enfants, quand.

échouent les tentatives du chirurgien. — Le même médecin communiqua un nouvel appareil à ventouse ; à l'aide de la vapeur , mais son volume embarrassant, la structure compliquée et l'impossibilité de préciser ses effets, ne plaident guère pour son adoption, avec un petit flacon d'alcool , que je puis partout et facilement transporter , avec du feu et un verre que je puis partout rencontrer , je fais tout ce que peut faire M. Muret. *Simplex sigillum veri.*

Vint ensuite M. Péchier , naguère allopathe distingué de Genève et maintenant éloquent adepte d'Hahnemann , rédacteur en chef de la bibliothèque homœopathique , qui nous fit sa profession de foi avec *aisance et facilité.* D'après une lettre qui lui était venue d'Asie , il nous apprit que l'homœopathie guérissait en ce moment les pestiférés , ce qui ne m'étonna pas davantage que les inflammations aiguës de la poitrine , avortées en quelques heures , avec quelques globules d'aconit. Pauvre doctrine ! te voilà donc séquestrée à Genève , comme un carliste ; en Suisse , comme un jésuite ; tu te sauves jusqu'au fond de l'Orient , avec nos Saint-Simoniens..... Respect à toutes ces grandes infortunes !...... Pourtant, j'avais bien envie de demander à notre ex-confrère genevois, pourquoi (si son caractère me faisait une obligation de le croire sur parole) l'homœopathie, exercée en petit comité, guérissait tout, jusqu'à la peste, et pourquoi, soumise à des épreuves publiques, provoquées et acceptées, jamais ? Pourquoi, pourquoi ? etc. Je fus donc obligé d'ajourner ma conversion jusqu'à ce que, nous nous rencontrions à une autre séance.

En résumé, il résulte de la ferveur scientifique, qu'inspire cette société médicale, et de l'opportune sévérité que déploie le Conseil de santé, pour nationaliser une médecine quelconque, que les praticiens vaudois sont généralement instruits, zélés, progressifs. Chaque département de France, ne devrait-il pas posséder une semblable société, aussi favorable à l'avancement, à la diffusion de la science, qu'à l'entretien de cette confraternité dont hélas ! nous ne conservons plus guère que le nom. Quelqu'en soit l'obstacle, il n'est pas moins humiliant, pour le pays qui marche à la tête de la civilisation européenne, de recevoir autant de leçons, sous le rapport médical, d'un petit canton de la Suisse.

Les allopathes suisses ont un faible pour la thérapeutique allemande. C'est un reproche que je me permets de leur adresser, au nom de la raison, au nom de M. le professeur Rostan, qui ose traiter de *médecins à vue courte*, ceux qui s'imaginent être d'autant plus habiles, qu'ils connaissent un plus grand nombre de formules pour une maladie ; au nom de

Stoll, enfin, allemand lui-même, qui écrivait ,: pour la conversion de ses contemporains : *Plures remediorum usus necat, quàm vis et impetus morbi.*

Il m'a semblé aussi qu'ils prescrivaient trop généralement, les eaux minérales ainsi que leurs confrères de Savoie et de Genève. J'avoue que c'est un subterfuge commode et plausible pour congédier les affections chroniques ou récalcitrantes ; mais c'est à la proximité de ces *Fontaines de Jouvence* (2) que j'attribue surtout cette prédilection locale des médecins, légitimée jusqu'à un certain point, par la facilité d'y transporter les malades, par l'économie des frais de route, et par les rapports qui peuvent se conserver du malade avec son médecin, de l'homme avec sa famille. C'est ainsi que le canton de Vaud, outre son voisinage avec plusieurs établissements thermaux, à grand renom, possède des eaux à Iverdun, à Rolles, à Henniez, près de Lausanne, à St-George, dans le Jura ; à Morges, à Bex, à Lalliax. Pardonnons donc à nos confrères Vaudois ce faible pour leurs eaux, puisque Bordeu, même, le manifesta pour ses *chères eaux d'Aquitaine.*

Lausanne possède un hospice cantonal (c'est de lui spécialement que je dois parler), un mesquin refuge pour les aliénés, mais qui doit prochainement faire place à un Bedlam-modèle , édifié et dirigé d'après toutes nos améliorations modernes ; nne maison pénitentiaire , que je regrette de n'avoir pu visiter , car elle est remarquable sous tous les rapports ; des associations pour secourir les incurables à domicile , etc.

L'hospice cantonnal domine la ville , et , vu de ce côté , il offre un aspect imposant. Sa façade présente un corps de bâtiment avec deux ailes rentrantes et une cour fermée par une belle grille ; c'est, à s'y tromper, un hôtel du noble faubourg. La situation est hygiènique ; pourtant son claustral laisse désirer un promenoir plus spacieux pour les malades. Au rez-de-chaussée sont cuisine , réfectoire , bureaux de l'administration et autres dépendances. Les deux étages restant peuvent loger 120 malades environ, tous mélangés , quelque soit la nature externe ou interne de leurs affections , afin de mettre à profit les n.⁰ˢ vacants. Ce défaut d'ordre ou plutôt de symétrie, qui ne pourrait se tolérer dans nos grands hôpitaux, n'entrave nullement le service médical , et les malades , au dire des médecins , y gagnent en visites (3). La distribution intérieure de cet établissement est bien entendue , des corridors larges et amplement aérés partagent longitudinalement chaque étage , divisé, ainsi que devraient l'être les nôtres , en petites chambres à quatre lits , qui tout-à-la-fois communiquent entre - elles et avec le corridor.

Cet agencement favorise le repos réciproque des malades , facilite le service et la surveillance. Des plafonds , des parquets , des couchettes en fer suffisamment espacées et sans rideaux , des fenêtres grandes et à double ouverture , des ventouses , de beaux et nombreux poêles en faïence ; enfin , l'ordre et la propreté qui règnent partout , témoignent publiquement en faveur de la sollicitude administrative et médicale , de la bonne harmonie qui règne entre-elles.

Les malades , chose rare en France , me parurent reconnaissants et attachés à leurs médecins. Parmi les pièces de leur vêtement, j'observai leurs pantoufles en paille tressée , chaussure , selon moi , préférable à nos souliers en cuir ou en étoffe , par leur bon marché , la légèreté et la propreté. Il faut , en vérité , l'appétit proverbial du peuple suisse pour expliquer le peu de sévérité qui préside au régime alimentaire des malades ; mais ce qui est au moins singulier , c'est le déjeûner au café au lait qu'on leur accorde deux fois par semaine. Ils obtiennent très-facilement un permis de sortir , de se promener en ville ; toutes ces graciosités vraiment paternelles doivent soulager leur moral , tromper l'absence et contribuer à leur guérison.

Les hommes et les femmes sont soignés par un

infirmier de leur sexe. Je n'ai jamais compris comment notre morale publique pouvait permettre à une femme, à une religieuse surtout, de manipuler un homme, des pieds jusqu'à la tête, au nom de la charité chrétienne !... Ces infirmiers, tous laïcs, remplissent leurs fonctions avec autant de douceur et plus de subordination surtout, que les sœurs attachées au service de nos hôpitaux civils.

Le personnel médical de cet hospice se compose d'un médecin, M. le docteur La Harpe; d'un chirurgien en chef, M. Mayor, et d'un infirmier major, ordinairement docteur en médecine. Sans être prévenu, j'aurais deviné M. Mayor, en face des appareils variés qui, dans toutes les salles de l'hospice, distribuaient la guérison, *tutò, cito et jucundè.*

Ce fut le lendemain de mon arrivée à Lausanne, que j'assistais, pour la première fois, à la visite du matin. Connaissez-vous, cher Lecteur, le *nouveau système de déligation* de ce chirurgien ? Eh bien! parmi les figures annexées à cet ouvrage, regardez, je vous prie, la tête n° 24; c'est un peu le portrait linéaire de M. Mathias Mayor. Cerveau développé, des yeux petits, mais vifs; un sourire finement complexe, où l'on devine que l'aménité de l'homme du monde vit en parfaite intelligence avec l'indépendance de penser et d'écrire qui caractérise l'homme de la science; quelques rides voltairiennes, un nez aquilin, des cheveux gris, une taille moyenne, et une démarche assurée; voilà ce vieillard, qui plein de verdeur et d'imagination, malgré sa soixantaine, attire aujourd'hui, sur les bords du Léman, l'attention de tous les chirurgiens de l'Europe.

Maintenant suivons le de lit en lit : des cas intéressants, s'étaient, pour ainsi dire, donnés rendez-vous, pour la circonstance. M. Mayor ne parle pas aussi facilement qu'il écrit ; son expression á de la bonhomie, quelquefois même de la trivialité ; ce qui est plus pardonnable cependant que le néologisme redondant et pédantesque de nos petits Dupuytren. Aussi, quand un mot indocile n'obéit pas assez vîte à l'appel de sa conception, le geste vient à son aide, ses mains parlent à vos yeux.

Les malades N.ᵒˢ 4, 12 et 43 soulevèrent d'abord, entre-nous, une question de thérapeutique chirurgicale à l'ordre du jour, je veux parler du redressement d'un bassin dévié, en allongeant le membre abdominal le plus court, par la position suffisamment prolongée et maintenue de ce membre, sur la planchette fémoro-tibiale, ou, pour m'exprimer moins hyponarthéciquement, sur le double plan incliné mais suspendu des auteurs. Justice à ce chirurgien pénétrant ; le premier, il a publié et professé que l'on obtient mieux l'allongement d'un membre, par la flexion et la traction sur ce double plan incliné, (qu'en le torturant avec l'*extension continue,* j'allais dire inquisitoriale de nos auteurs.

Des guérisons déjà nombreuses et durables, consacrent déjà un principe si salutairement révolutionnaire, à l'égard des vieilles méthodes.

Voici l'historique abrégé de ces trois cas :

N.º 4. Un manœuvre qui travaillait à l'hôtel des Bergues, à Genève, fut pris sous un éboulement de terrain. — Luxation incomplètement réduite, négligée et par suite fausse ankilose de l'articulation coxo-fémorale ; obliquité consécutive du bassin ; allongement d'un pouce et demi du membre luxé ; claudication. Plusieurs mois après cet accident, ce manœuvre boîtant de plus en plus et ne pouvant pas même mettre son pantalon, à cause de la raideur plus considérable de l'articulation, vint à l'hospice de Lausanne.—M. Mayor plaça les deux membres abdominaux, sur le même plan incliné et suspendu, exerça la traction sur la jambe la plus courte, à l'aide de son mouchoir et quelques jours après, communiqua à l'ensemble de l'appareil, des mouvements oscilatoires en tous sens pour combattre la raideur articulaire. Au moment où j'ai vu le malade, c'est-à-dire, après dix jours environ de traitement, les deux pieds offraient la même longueur et le malade pouvait se vêtir plus facilement. A ce sujet, M. Mayor m'ob-

serva que, dans les fausses ankiloses semblables,
le malade gagnait par les efforts anormaux qu'il
était obligé de faire, pour se vêtir, une plus grande
flexibilité de la colonne vertébrale.

N.º 42. A la suite d'une chute, un jeune enfant
éprouva un écart violent.—Grande inflammation des
tissus articulaires, luxation spontanée d'un fémur,
plusieurs dépôts qui s'abcédèrent.—A son arrivée
à l'hospice, le membre malade offrit un raccourcissement de trois pouces. — Six mois de traitement.
—Plus de raccourcissement.—Articulation mobile.
—Il n'y avait point de déviation du bassin.

N.º 43. Encore un enfant, avec un gonflement
rachitique de la plupart des articulations.— Quand
il entra à l'hospice, les deux articulations coxo-
fémorales étaient obstruées et si ankilosées, qu'elles
obligeaient les deux membres abdominaux à figurer
exactement un L renversé et solide avec le reste de
son frêle individu. En outre, il y avait coxalgie
permanente, abcès nombreux, déviation du bassin.
Avec des efforts rationnellement gradués, les deux
membres s'ébranlèrent à leurs bases, et bientôt une
cravatte pouvant les embrasser transversalement,
put les rapprocher sur le double plan incliné et les
replacer, selon l'axe du corps. La déviation du bassin avait déterminé l'allongement de l'un des membres; trois mois de douce traction sur le membre

opposé, rendirent à tous deux leur première égalité de longueur.

De ces trois faits, dont je fus témoin, et de quelques autres qui me furent rapportés, il est permis d'espérer quelques simplifications dans la mécanique encore si compliquée de l'orthopédie ; parce que l'obliquité du bassin entraîne souvent celle de la colonne vertébrale, soit par une conséquence de leur solidarité articulaire, soit peut-être par une irradiation pathologique du système osseux; je crus d'abord qu'il n'était pas aussi rationnel dans ces cas-là de placer la *résistance* sur le mal même ou le bassin, qu'au-delà de la vertèbre d'où commençait l'obliquité. Selon son habitude, M. Mayor me répondit avec ses mains, en me plaçant lui-même sur un appareil et en opérant sur un de mes membres abdominaux indistinctement, un raccourcissement ou un allongement, qu'il pouvait indéfiniment simuler, en dépit de ma résistance musculaire. Sur le lit donc, je fus obligé de me convaincre que tout le plan postérieur du tronc effectuait une résistance réelle et même suffisante, par son contact avec celui du lit, et que le bandage du tronc servait plutôt à maintenir les rapports de contiguïté du malade avec l'appareil.

Au sujet des déviations du bassin, j'appris de l'expérience de M. Mayor, qu'elle se manifestaient tantôt du côté de la laxation coxo-fémorale, et tantôt de l'autre ; qu'elles dépendaient probablement d'une position constamment vicieuse, pour éviter la douleur qu'un malade éprouve en marchant, et chez un sujet sain, par le simple effet d'un tic. Une jeune personne contracta l'habitude de s'arrêter et de s'appuyer sur la même jambe ; le bassin s'inclina, la difformité devint manifeste, au grand chagrin de ses parents. Le remède fut bien simple. La jeune personne fut priée de s'arrêter avec la même persévérance sur l'autre jambe, jusqu'à ce que, pour me servir de la comparaison pittoresque de M. Mayor, le niveau des deux plateaux indiqua l'horizontalité de la balance. La guérison fait honneur au diagnostique du médecin, qui communiqua cette observation à la société médicale.

A propos d'orthopédie, c'est le cas de mentionner le tourniquet de M. Mayor. C'est presque celui de J. L. Petit, mais en bois et de plus grande dimension. —— Ce chirurgien s'en sert avantageusement pour déprimer une épaule saillante et pour redresser une gibbosité, d'après ce principe, qu'il a publié le premier, « que pour redresser un arc osseux, il faut pousser sur la partie la plus convexe et tirer en sens opposé, sur chacune des extrémités. » Ainsi, après avoir fait observer, non moins judicieusement, que si la partie la plus saillante d'un fragment de cercle est toujours le milieu de ce fragment de cercle dans les arcs rachidiens, c'est la saillie vertébrale; quelque soit l'endroit qu'elle occupe, qu'il faut envisager comme le milieu de l'arc sur lequel doit agir la force de traction ou de compression; il applique la plaque de son tourniquet sur une saillie vertébrale quelconque, et après avoir embrassé convenablement la cage thorachique avec une large bande qui remplace la jarretière de J. L. Pétit, il fait tourner la vis, jusqu'à ce qu'il obtienne la pression voulue. Que de ressorts, que de poulies, que de crics, remplacent, entre ses mains, ces deux morceaux de bois et cette bande de toile !.... Pour moi, qui ne suis pas orthopédiste, parce que les cliens d'un chirurgien de campagne ne s'inquiètent guère de leur bosse, je n'ai pu m'empêcher d'admirer au moins la simplicité de cet appareil.

Que l'on me pardonne la brusquerie de mes transitions, je vis une femme, entièrement débarassée de deux polypes, qui interceptaient sa respiration nasale, à l'aide du traitement, par la potasse caustique. Voici le procédé opératoire, après avoir préliminairement dilaté la fosse, avec des tampons de coton, M. Mayor *larde* brusquement et plusieurs fois, le polype avec un cylindre long et pointu de potasse; et pour limiter l'action du caustique, il introduit et pousse de suite, jusqu'à la rencontre de l'excroissance, un autre bourdonnet que l'on retire plus tard, à l'aide d'un brin de fil qui s'y attache. La chaleur humide des parties favorise la subite fusion du caustique, et son imprégnation consécutive, qui désorganise la fougosité polypeuse. Il y a long-temps que M. Mayor emploie ce traitement. Il m'affirma qu'il guérissait sans récidive.

Je vis un jeune homme, dont le pied n'avait pas été désarticulé, à la manière de M. Lisfranc ou de M. Blandin, mais scié dans la continuité de ses métartasiens; ce qui fait différer encore ce mode opératoire, de celui de Béclard, qui pratiquait la section, sur le niveau de la jointure. Malgré l'inconvénient prétendu grave de scier avec l'os, les parties molles; le procédé de M. Mayor lui réussit; il est le plus facile de tous et permet de choisir le point de résection, d'après la position du mal.

Je vis à côté et sur un autre malade retenu à l'hospice, pour une anasarque, la cicatrice d'une énorme fistule urinaire, située au périné et promptement guérie par les sondes métalliques, à gros calibre.

Plus loin, je vis une entorse du pied, traitée par les irrigations continues d'eau faible et par la compression. Ce qui singularise le traitement, c'est que M. Mayor garnit le pied avec du coton, avant de le comprimer. Le coton , me dit-il , généralise et adoucit la compression ; il contribue même à dissiper l'engorgement, fut-il chronique. Cette propriété thérapeutique du coton se rapporte bien avec l'observation que m'a communiquée tout récemment un zélé confrère de mon voisinage, lequel, désespérant de guérir un engorgement chronique du genou , conseilla au malade de l'envelopper avec de la laine en bourre et de l'y maintenir , sans perdre patience. Plusieurs mois après , la guérison fut complète. Je dois ajouter que ce traitement ainsi combiné de M. Mayor guérit ainsi toutes les entorses qui s'offrent à l'hospice et dans la pratique civile.

Un mineur fut apporté et déposé au n° 45 : sa figure n'était qu'une escarre noirâtre, à la suite d'une explosion. M. Mayor improvisa pour le cas un masque en fil de fer, et de suite il fut permis, pour arrêter l'inflammation et calmer la douleur, de la recouvrir de glace, sans la fatiguer. L'utilité de ce masque m'en suggéra une autre. Ne pourrait-on pas également, demandai-je à cet habile chirurgien, recouvrir ce même masque avec des cataplasmes chauds et épais, qui circonscriraient la face ou embrasseraient la totalité de la tête, pour suppléer au mécanisme défectueux de nos bains à vapeur ? Qui n'a pas éprouvé, une fois au moins dans sa vie, le supplice de l'étuve, cette asphyxie incomplète, la tête étant affublée et penchée sur un baquet, plein d'eau bouillante, dont on aspire forcément la vapeur? Eh bien, en traversant ces cataplasmes avec le tuyau d'une plume, avec un petit entonnoir, qui correspondrait à la bouche, le malade pourrait librement respirer et, par conséquent, attendre autant qu'il le faudrait l'effet des chaudes émanations du topique. L'idée plut à M. Mayor, et l'essai m'a réussi plusieurs fois depuis que j'ai écrit les premières pages de cette relation.

Puisque je parle du fil de fer, je citerai le bras gauche d'un jeune homme, qu'avait fracturé à son tiers supérieur, une baguette en fer, projetée par un pistolet, et pour lequel M. Mayor a imaginé une gouttière métallique, rembourrée de coton, recouverte d'un taffetas ciré et qui embrasse le membre dans sa moitié libre. Quelques attaches le fixent contre les parois thorachiques qui lui servent également d'attelles.

Ainsi qu'à la chirurgie, ce précieux fil métallique pourra rendre de grands services à la médecine. Je ne citerai que les métrites, les péritonites intenses, etc., qui ne peuvent supporter le plus léger tissu, imbibé d'une décoction émolliente, soit pour calmer les symptômes inflammatoires, soit pour favoriser l'issue du sang, fourni par la piqûre des sangsues. A la faveur d'un cerceau, que chacun pourra facilement faire , des cataplasmes épais , de la glace même , pourront séjourner presque immédiatement sur tous les susceptibles abdomens. Mais je reviens à son application chirurgicale ; c'est dans l'esprit de mon travail.

Plusieurs fractures simples et compliquées des membres inférieurs reposaient sur leurs gouttières métalliques , qui ont détrôné la fameuse planchette. J'apprécie assez ce nouveau genre d'attelles pour le préférer dorénavant à ma demi-botte (4) ; mais à l'égard de mon appareil trachléen , je fus péniblement surpris que M. Mayor , tout progressif qu'il est pour ce qui le concerne , partagea l'indifférence injuste que lui témoigne le public chirurgical de mon pays (5). Il répondit à la demande que je lui en fis , qu'il n'avait pas été obligé de l'essayer, parce que les malades de son hospice couchaient sur un lit autre que ceux de nos pauvres montagnards , et que s'ils voulaient changer de place , seulement pour se délasser , les malades pivotaient sur leur bassin, de droite à gauche ou autrement , pour conserver la perpendicularité de la corde qui soutient l'appareil. A cette considération poliment évasive , je lui rappelais que si les lits de nos malades ne ressemblaient pas aux couchettes de son hôpital , tous les grabats de la misère étaient frères , en Suisse comme en France ; tous , garnis en paille ou en feuille mortes, que la moindre pression affaisse et dérange , nécessitant ainsi de fréquentes réparations , pour soulager le fracturé qu'on y enterre pendant plus d'un mois. Impatient de me faire comprendre , je me plaçais à mon tour sur un appareil hyponarthécique; et je pus prouver à ses yeux que , sur un lit semblable à ceux que je venais de lui décrire , la position diagonale du malade était impassible , et qu'en accordant même sa passibilité, elle ne permettrait pas plus au malade de se soulager , qu'à son lit d'être réparé. Après avoir simulé , dans un cas aussi urgent, le jeu et l'action de ma poulie , M. Mayor la comprit, l'apprécia et me promit de l'essayer , même dans son hospice , quand il aurait reçu celle qui lui fut promise.

Tous ses fracturés et amputés sont soumis à l'action des affusions froides. L'appareil, ainsi que l'a modifié M. Mayor , et que tous les chirurgiens connaissent maintenant, est d'une simplicité remarquable , mais l'abus des meilleurs moyens les rend mauvais quelquefois , et M. Mayor m'a paru abuser des irrigations froides. En effet , comme un certain degré d'inflammation est une indispensable condition pour obtenir la suppuration , et par elle la cicatrisation d'une plaie , il ne faut pas , en prolongeant trop et indistinctement ce lavage et cet abaissement de température , détruire le travail inflammatoire , mais le modérer convenablement. Quelques cas de gangrène devraient lui apprendre, qu'avant et pendant l'emploi de ce moyen, il doit attentivement consulter la constitution du sujet, la marche du mal et l'aspect de la plaie, pour s'arrêter au bien et prévenir le mal.

Enfin, pour terminer ma revue clinique, je vis la mousseline, à la place de notre gothique linge fénestré; le coton et l'ouate, à la place de la charpie, comme remplissage et comme topique; une cravate diversement taillée ou pliée, à la place de tous nos compliqués bandages; le compas d'épaisseur, qui mesure promptement les enfoncements comme les saillies; deux équerres en bois, que le chirurgien réunît rectangulairement sous les pieds et au-dessus des crêtes iliaques, pour apprécier les obliquités du bassin. Mais ce que je désirais voir et ce que je ne vis pas, c'était un homme qui aurait pu marcher impunément avec une fracture des deux os de la jambe, comme l'a promis M. Mayor, dans son dernier ouvrage, non pas à l'aide de la suspension (ce qui serait possible), mais en permettant même au membre fracturé et demi-fléchi de s'appuyer médiatement sur le sol, à l'aide d'une jambe artificielle, en fil de fer.

Je regrette pour la science que l'ingénieux chirurgien de Lausanne ne puisse guère observer ce qui se fait, se dit ou s'écrit, derrière la grille de son hôpital, à cause de la confiance trop absolue qu'il accorde généralement à ses inventions, mais surtout à cause des distractions trop nombreuses de sa clientelle. Pour suivre la science, il faut lire et beaucoup lire; or, le temps faillit à sa bonne volonté. Chaque jour son modeste char-à-banc roule sur tous les points de son canton, et comme dans une voiture, il n'est guère possible, s'il est loisible, de lire, il crayonne sur un chiffon de papier une ou deux idées, qu'il compare, pèse, anatomise dans le silence obligé du trajet. Un jour, rentrant chez lui, après avoir ainsi crayonné, il sautait de joie, il riait du rire d'Homère; il était presque aussi *fou* qu'Archimède quand il eut découvert le carré de l'hypoténuse. Lui, il avait deviné tous les services que le fil de fer doit désormais rendre à la chirurgie.

En résumé, je crois avoir prouvé que mon admiration pour M. Mayor, n'a point gêné ma franchise; mais pendant toute ma vie, je garderai le souvenir de cette bonne et cordiale hospitalité, que l'on ne retrouve plus qu'au milieu des montagnes de la Suisse, et pour laquelle je lui adresse la publique expression de ma reconnaissance.

Quittant Lausanne, je ne pus m'arrêter que quelques heures à Genève; mais si mes lecteurs accueillent avec indulgence ces observations péripatéticiennes, un jour, nous reverrons ensemble la patrie des Jurine, des Odier, des Coindet, etc.; nous visiterons ses établissements de philanthropie publique, et nous ferons connaissance avec ses célébrités contemporaines.

Notes.

(1) *Sur le dessin linéaire en relief et l'usage en chirurgie du fil de fer et du coton* (Voyez l'analyse que j'en ai faite dans la *Gazette médicale*, N.º 25, année 1836).

(2) Les eaux de Rolles sont ainsi nommées.

(3) Le bon et sensible Marc-Antoine Petit préconisait également cette distribution des malades. — Il dit à ce sujet : « Une précaution qu'il faut avoir , et dont j'ai vu » l'oubli devenir funeste, c'est de ne jamais rapprocher deux » malades semblables ; ils deviennent bientôt observateurs » l'un de l'autre , calculent par celles de leur voisin les dou- » leurs qu'ils ont à souffrir , s'épouvantent des maux qu'ils » ressentent, parce qu'ils leur en promettent de semblables; » et si la maladie se termine par la mort, celui qui survit est » cent fois frappé du coup mortel , et tombant bientôt dans » cet anéantissement de l'âme qui annonce la perte de toutes » les espérances , il arrive au même terme par un chemin » mille fois plus douloureux. —Il faut qu'un malheureux se » persuade (et ils ont tous bien de la pente à le croire) qu'il » est le seul malheureux de son espèce ; que les maux qui » l'environnent n'ont rien de ressemblant aux siens, et que » dans la situation dangereuse où il se trouve, il lui reste „ toujours un objet, où il puisse attacher l'espérance. »

(Discours sur la manière d'exercer la bienfaisance dans les hôpitaux.)

(4) Voyez ma première et seconde lettre chirurgicale à M. Mayor, de Lausanne, sur les appareils hyponarthéciques, *Gazette médicale de Paris*, années 1835 et 1836.

(5) Je m'estime heureux, en rétractant une semblable plainte. — Déjà plusieurs hôpitaux de France ont adopté l'*hyponarthécie trachléenne* pour toutes les fractures des membres abdominaux, et j'ai lu dernièrement dans le dictionnaire de médecine et de chirurgie, en vingt-cinq volumes (2ᵉ édition, tom. XIII, art. Fractures), la mention détaillée et les éloges accordés à mon appareil, par les deux chirurgiens célèbres, auteurs de cet article, MM. J. Cloquet et A. Bérard.

Errata.

Page 20, ligne 10. — *Une médecine quelconque*, lisez: Un médecin quelconque.

Page 31, ligne 25. — *Eau faible*, lisez: Eau froide.

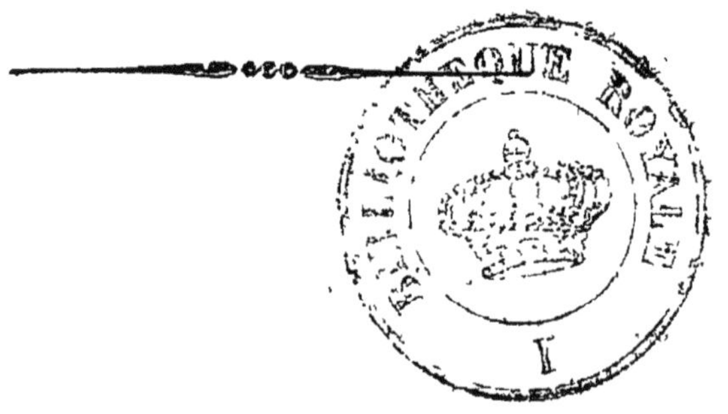

MÉDECIN DE CAMPAGNE

ET DE SES MALADES,

Par le Docteur Munaret.

2 VOL. IN-8°, AVEC FIGURES,

Publiés en 12 livraisons mensuelles. — La première paraîtra fin janvier 1837.

ON SOUSCRIT :

A Paris, chez DEVILLE-CAVELLIN ;

A Lyon, chez AYNÉ, rue St.-Dominique ;

A Genève, chez A. CHERBULLIEZ, Grande-Rue.

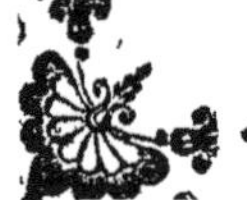

NANTUA. AUGUSTE ARÉNE, IMPRIMEUR.